AF310889

MÉMOIRE

SUR

LES DIVERSES ESPÈCES DE DÉVIATIONS

DONT EST SUSCEPTIBLE

LA DERNIÈRE MOLAIRE

OU DENT DE SAGESSE

DE LA MACHOIRE INFÉRIEURE,

ET SUR LES ACCIDENS QUI PEUVENT ACCOMPAGNER SA SORTIE;

Par Alp. Toirac,

DOCTEUR en Médecine de la Faculté de Paris, MÉDECIN-DENTISTE.

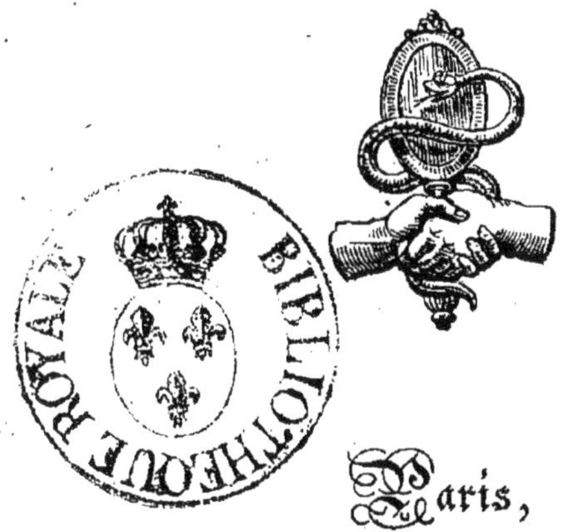

Paris,

ÉVERAT, IMPRIMEUR-LIBRAIRE,
rue du Cadran, Nº 16.

1828.

MÉMOIRE

SUR LES DIVERSES ESPÈCES DE DÉVIATIONS DONT
EST SUSCEPTIBLE

LA DERNIÈRE MOLAIRE

OU DENT DE SAGESSE

DE LA MACHOIRE INFÉRIEURE,

ET SUR LES ACCIDENS QUI PEUVENT ACCOMPAGNER SA SORTIE.

La première dentition, comme on le sait, est assez souvent accompagnée d'accidens graves ; aussi le médecin ne manque-t-il pas de surveiller l'enfant avec soin pendant qu'elle s'effectue. Il n'en est point de même heureusement pour les dents de remplacement, qui, chez la plupart des sujets, sortent sans occasionner la moindre douleur. Mon intention n'étant pas, dans ce moment, d'appeler l'attention sur cet objet, je me bornerai à parler des phénomènes fâcheux qui accompagnent quelquefois la sortie de la dent dite de sagesse (1), particulièrement celle d'en bas, lorsqu'il n'existe pas un espace suffisant pour la loger en-

---

(1) Cette dent, qu'on voit paraître le plus ordinairement de 18 à 25 ans, pousse souvent beaucoup plus tard, et quelquefois même à un âge très-avancé. J'ai eu occasion de voir la tête d'une femme morte à 103 ans, dont la bouche avait été dégarnie de dents long-temps avant la mort,

tre la deuxième grosse molaire et la base de l'apophyse coronoïde, ou bien que, se trouvant assez de place, elle pousse dans une direction vicieuse, c'est-à-dire, 1° obliquement d'arrière en avant, et qu'elle est arrêtée dans sa sortie par la molaire voisine; 2° de dehors en dedans, du côté de la langue, de manière à gêner les mouvemens de cet organe et à l'excorier; 3° de dedans en dehors, de telle sorte que sa couronne va pénétrer dans l'épaisseur de la joue; 4° quand elle pousse et qu'elle reste enclavée, en partie, dans la base de l'apophyse coronoïde; 5°, enfin, qu'elle reste recouverte, à sa partie postérieure, par un bourrelet de la gencive.

Il me serait facile de multiplier ces positions vicieuses de la dent de sagesse, et d'y joindre un grand nombre d'observations à l'appui; mais toutes pouvant, à quelques modifications près, se rapporter aux cinq espèces que je viens d'établir, il me suffira de les passer en revue, en ayant soin de rattacher à chacune d'elles l'historique de la maladie qui aura été produite.

Iʳᵉ Observation.

Dent de sagesse poussant obliquement d'arrière en avant, dont la couronne va s'appuyer sur la dent voisine, qui s'oppose à sa sortie.

Madame R***, jeune femme de vingt-deux ans, éprouva, trois ou quatre mois après son mariage, une douleur

---

ce qu'on reconnaissait à l'oblitération totale des alvéoles; mais chose assez curieuse, sur un des côtés de la mâchoire inférieure, on apercevait une dent de sagesse qui n'aurait pas tardé à paraître. Ce sont sans doute des faits analogues qui auront pu porter quelques anatomistes à parler d'une troisième dentition, que nous n'admettons pas.

sourde à l'angle de la mâchoire inférieure, du côté gauche. La douleur s'étendit bientôt jusqu'à la ligne médiane. Toutes les dents étaient douloureuses, sans que pour cela elle pût comparer ses souffrances à un mal de dent. Quelques mois s'étant écoulés dans cet état, et les douleurs devenant de jour en jour plus aiguës, on soupçonna un rhumatisme, et diverses méthodes curatives furent mises en usage; on commença par le traitement antiphlogistique : diète, sangsues, cataplasmes, bains, boissons adoucissantes, etc., furent inutilement employés. On recourut ensuite aux frictions sèches, alcalines, opiacées, puis aux bains de vapeur, aux vésicatoires, sans changer l'intensité de la douleur. Enfin, dans l'intention d'agir plus directement, on crut devoir placer un séton à la nuque, que l'on entretint pendant un mois. Sans m'arrêter sur l'emploi du sulfate de quinine, des pilules de Méglin, de l'acupuncture et d'une foule d'autres remèdes qui furent essayés sans plus d'avantage, madame R***, d'après une consultation de plusieurs médecins, fut envoyée aux eaux.

De retour à Paris, et continuellement en proie à de cruelles douleurs, madame R***, accompagnée de son père, vint me consulter, sans espérance, comme elle me l'a dit depuis, de trouver un soulagement, auquel elle semblait avoir renoncé depuis long-temps. L'état de la malade s'aggravait de jour en jour. Quand je la vis, la face était pâle et tirée, la maigreur du corps était extrême, l'appétit était nul. Depuis plus d'un an elle dormait à peine; le calme de la nuit semblait augmenter son désespoir : on l'entendait souvent pousser des soupirs et sangloter.

Les dents, examinées avec soin, étaient saines, blanches et bien rangées; les gencives, dans toute leur étendue, étaient d'un rose pâle ; rien n'annonçait la sortie d'une dent de sagesse : cependant je dirigeai mes recherches dans ce sens. A cet effet, je pratiquai une incision assez profonde sur la gencive, au moyen d'un bistouri recourbé, derrière la deuxième grosse molaire. Une petite sonde introduite me fit reconnaître un corps dur et lisse, autour duquel je pouvais promener l'instrument, excepté en avant, où il se trouvait arrêté. Je ne tardai pas à être convaincu qu'il existait une dent dirigée obliquement d'arrière en avant, dont la couronne, appuyée sur la molaire voisine, se trouvait arrêtée par cette dernière. Une pièce anatomique que je possède, et qui offre la même disposition, me fortifia dans cette idée ; aussi, dès le lendemain, je ne balançai pas à faire, en présence du médecin ordinaire, que j'avais appelé en consultation, l'évulsion de la deuxième molaire, pour favoriser la pousse de la dent de sagesse. Peu à peu les souffrances disparurent ; et cinq ou six jours après l'opération, madame R*** cessa d'éprouver la moindre douleur. Elle jouit dans ce moment de la santé la plus parfaite.

M. Esquirol, à qui j'ai communiqué cette observation, m'a rapporté qu'une dame atteinte de folie avait été amenée à sa maison de santé, et qu'il l'avait rendue à la raison en favorisant, par une incision cruciale, la sortie d'une dent de sagesse. C'est, autant que je puis me le rappeler, le célèbre M. Duval qui pratiqua l'opération.

Pour bien comprendre tous ces désordres, il est essentiel de faire remarquer que lorsqu'une dent paraît sur le bord gingival, la racine n'a point encore acquis toute l'étendue qu'elle doit avoir un jour ; la partie qui termine cette racine est encore pulpeuse, et ne s'allonge que peu à peu : c'est au fur et à mesure que ce travail s'opère, que la couronne se montre de plus en plus au dehors, jusqu'à ce qu'elle soit arrivée extérieurement à sa hauteur naturelle, semblable en quelque sorte à un ressort en spirale, dont le point d'appui, fixé dans la mâchoire, se développerait en portant ses anneaux en haut. Le fait est que dans l'ordre normal, la racine des dents ne se porte point en bas pendant leur développement. En un mot, elles croissent de l'intérieur à l'extérieur; d'où il suit que si la couronne d'une dent qui pousse trouve un obstacle assez puissant pour l'arrêter dans son évolution, la racine, s'allongeant toujours par le travail de l'ossification, doit nécessairement déterminer une pression vers son extrémité inférieure, en occupant une place qui ne lui est pas ménagée par la nature, et comprimer les nerfs et autres parties sensibles qui entrent dans la composition de la pulpe dentaire. Cela posé, on conçoit aisément les accidens nerveux que peut occasionner une dent de sagesse qui se trouve quelquefois enclavée en partie dans la base de l'apophyse coronoïde, ou bien simplement arrêtée par un bourrelet épais de la gencive, à travers lequel elle ne peut se faire jour, ou se dirigeant obliquement en avant, et venant alors arc-bouter contre la molaire voisine, ainsi que cela a eu lieu dans l'observation que je viens de rapporter.

Les convulsions des jeunes enfans, à l'époque de la dentition, n'ont souvent pas d'autre cause que la résistance qu'oppose la gencive à la pousse des premières dents. Ne peut-on pas lui attribuer aussi cette espèce de bouffissure qu'on considère généralement comme un symptôme assez grave dans les maladies de la première enfance ? D'après ce qui vient d'être dit, convient-il de recourir quelquefois à l'instrument tranchant pour favoriser la sortie de ces dents, surtout lorsqu'on s'aperçoit que le gonflement douloureux de la gencive ne diminue pas, que cette partie est rouge, distendue, et qu'elle paraît comme soulevée par la couronne? Cependant nous dirons que cette opération, si utile dans bien des cas, ne doit point être pratiquée sans nécessité, dans la crainte d'ouvrir la capsule dentaire avant que la dent ne soit arrivée à son degré convenable d'ossification, ce qui ne peut être que préjudiciable à son développement. En résumé, cette opération, prônée par quelques-uns, combattue tour-à-tour par quelques autres, n'est jamais accompagnée de danger, tandis qu'il est bien évident qu'elle peut être de la plus grande utilité dans beaucoup de circonstances, ainsi qu'il me serait facile d'en rapporter un certain nombre d'exemples, puisés tant dans ma pratique que dans celle d'autres médecins (1).

IIe Observation.

Dent de sagesse poussant de dehors en dedans, du côté de la langue, et y déterminant une ulcération d'apparence syphilitique.

M. M***, ancien officier d'artillerie, âgé de quarante-cinq ans, habitant la province depuis 1815, vint à Paris, dans l'intention de se faire traiter de la maladie vénérienne, affection qu'il avait contractée dans ses campagnes, et dont il se croyait mal guéri. Depuis plusieurs mois il lui était survenu, à la base de la langue, du côté gauche, une ulcération qui rendait fort pénibles tous les

---

(1) Voir ma dissertation, intitulée : *Des Dents, considérées sous le rapport de la santé, de la physionomie et de la prononciation.*

mouvemens de cet organe; la mastication surtout était quelquefois tellement douloureuse, qu'il était obligé de se lever de table sans pouvoir manger. Le traitement mercuriel, auquel il fut soumis par un des praticiens les plus distingués de la capitale, loin de guérir le mal, en augmenta l'intensité; la langue, après quinze ou vingt jours de ce traitement, se tuméfia au point de remplir toute la cavité buccale. Les gencives étaient gorgées de sang, l'haleine fétide et les dents branlantes; on suspendit entièrement le mercure, et la bouche, au bout de quelque temps, se trouva à peu près dans l'état où elle était lorsque M. M*** quitta sa province. C'est à cette époque qu'il se présenta chez moi pour se faire nettoyer les dents, qui étaient surchargées de tartre. Il me parla de son mal, et me raconta ce que je viens de rapporter.

Après avoir fortement déprimé la langue à gauche au moyen d'une spatule, j'aperçus effectivement à sa base un ulcère, simulant assez bien ceux qu'on attribue en général à la syphilis; le pourtour en était gonflé, comme taillé à pic, la couleur, d'un gris sale. Les nausées fréquentes qu'avait continuellement le malade obligeaient de suspendre souvent les explorations, qui devenaient pour cette raison fort imparfaites. Aussi n'est-ce qu'après avoir recommencé ces tentatives un grand nombre de fois, et en laissant reposer de temps en temps M. M***, que je parvins, après un long examen, à découvrir sur la portion carrée de l'os maxillaire, à six lignes à peu près de l'ouverture postérieure du canal dentaire, un corps dur, recouvert par une portion de gencive flottante, qui le dérobait aux regards. Je soulevai cette espèce d'excroissance , et reconnus un morceau de tartre, qui s'enleva très-facilement au moyen d'un gratoir recourbé. Au-dessous , était un autre corps blanc ; c'était une partie de la couronne d'une dent de sagesse mal conformée. Cette dent, poussée dans une direction anormale et se trouvant en contact avec la base de la langue , avait seule déterminé la maladie en question.

Gêné par la langue et les nausées répétées qu'éprouvait le malade , j'essayai vainement à plusieurs reprises de faire l'extraction de cette dent ; elle se brisa sous ma pince , seul instrument dont il m'était permis de faire usage dans ce cas , mais heureusement de manière à ce que la portion de la racine qui restait ne pouvait plus se trouver en rapport avec la langue. Quelques jours après je revis M. M*** ; il était entièrement guéri.

On voit par cette observation , que faute d'une exploration suffisante , qu'on ne doit attribuer qu'à l'extrême susceptibilité du malade , M. M*** avait été inutilement soumis à un traitement qui avait évidemment altéré sa santé et aggravé sa maladie.

Ces déviations des dents se remarquent non-seulement à la mâchoire inférieure pour la dernière molaire , mais on est encore souvent à même de les rencontrer sur la mâchoire syncranienne ; on voit quelquefois des incisives ou des canines implantées au milieu du palais. Chose assez curieuse , ces dents cheminent peu à peu en avant et finissent par venir occuper la place qui leur était destinée, si toutefois celle-ci n'a pas été envahie par les dents voisines. M. Petibon , jeune compositeur fort distingué , m'en a offert un exemple très-remarquable ; sa grande incisive du côté gauche est sortie près des os palatins, dans la direction de la ligne médiane : à peine pouvait-il la toucher avec l'extrémité de la langue. Peu à peu cette dent s'est portée vers les autres , et elle occupe dans ce moment sa place naturelle , seulement elle n'est pas très-solidement enchâssée et remue un peu. Sans chercher pour le moment à donner l'explication physiologique de ce phénomène , je me borne à faire remarquer que la chose est fort curieuse.

IIIe Observation.

Dent de sagesse, poussant de dedans en dehors , allant se loger dans l'épaisseur de la joue.

Adélaïde Réné , fleuriste, âgée de vingt-neuf ans , vint me consulter le 23 octobre 1824, pour une fluxion qu'elle portait depuis plusieurs mois au côté droit du visage ; elle m'avait été adressée de l'Hospice de perfectionnement de l'école de médecine , par M. le docteur Velpau, alors chef de clinique. Il existait sur sa joue , à la partie correspondante de la dent de sagesse , une saillie résistante au toucher , très-douloureuse à la moindre pression , devenant plus apparente aussitôt que la malade faisait quelques efforts pour ouvrir la bouche. Je soupçonnai de suite , et avec raison , que cet état ne pouvait dépendre que de la dernière molaire, dont la couronne, dirigée de dedans en dehors , pénétrait dans l'épaisseur de la joue ; effectivement , le doigt , conduit avec précaution dans la bouche , me fit reconnaître une dent poussée presque horizontalement , entièrement logée dans les muscles. S'il eût été possible d'en faire de suite l'évulsion , certes le mal eût été promptement guéri ; mais outre que cette dent était extrêmement gâtée , et qu'elle se serait immanquablement brisée sous l'instrument , le gonflement de la gencive et de la partie interne de la joue, qui était ulcérée, mettait un obstacle invincible à cette opération ; de plus, Adélaïde Réné avait la bouche fort petite. Il fallait donc, avant tout, dissiper l'inflammation ; mais cette dernière n'avait été provoquée et n'était entretenue que par la présence de la couronne de la dent, qui agissait ici comme corps étranger. Voici ce que je fis : j'introduisis, le plus doucement qu'il me fut possible, entre la joue et l'arcade dentaire, un morceau de liége échancré, de manière à pouvoir loger la couronne de la dent, et d'une épaisseur suffisante pour qu'elle ne présentât plus de saillie. Cette introduction ne se fit pas, comme on pense, sans quelque difficulté et sans occasionner de très-vives douleurs, d'autant plus que la muqueuse de la joue pénétrait elle-même dans la couronne, largement excavée. Le petit appareil, fixé au moyen d'un fil, et attaché sur la première petite molaire, se maintint parfaitement en place jusqu'au lendemain, que je revis la malade qui avait eu soin, ainsi que je l'avais ordonné, d'appliquer sur le côté affecté de la face un large cataplasme émollient, et de tenir continuellement dans la bouche de l'eau tiède, qu'elle remplaçait de temps en temps par de l'eau d'orge miellée, légèrement acidulée avec quelques gouttes de jus de citron afin de mieux déterger l'ulcère. Vingt-quatre heures après, les souffrances et le gonflement avaient beaucoup diminué ; mais ce ne fut que le surlendemain qu'Adélaïde put entr'-ouvrir la bouche suffisamment pour permettre l'évulsion de la dent qui avait été cause du mal. Je pratiquai cette évulsion avec un pied de biche recourbé et en tirant à moi.

Ces déviations de la dent de sagesse en dehors se ren-

contrent assez souvent; mais heureusement que la pente en
est peu prononcée ; tout le mal se réduit alors à quelques
pincemens de la joue pendant l'acte de la mastication ,
en sorte que la dent ne devient réellement incommode et
n'oblige à recourir à l'art que lorsque la couronne se gâte
et qu'elle présente des aspérités qui excorient les parties
voisines.

IVe OBSERVATION.

Dent de sagesse poussant et étant arrêtée en partie sous la base de
l'apophyse coronoïde.

Le nommé Boulangé (Joseph), corroyeur , me fut
adressé , le 18 octobre 1825, par M. le docteur Jules
Cloquet. La joue droite était gonflée d'une manière ex-
traordinaire ; la tuméfaction s'étendait depuis les pau-
pières , qui étaient infiltrées , jusqu'à la clavicule ; la face
et le cou étaient parsemés de nombreuses cicatrices , résultant d'abcès qui s'étaient ouverts naturellement ou
qu'on avait été obligé d'inciser pour empêcher le pus de
fuser de toute part, chose qui avait lieu aussitôt que l'ex-
crétion s'en trouvait arrêtée.

Depuis plus de vingt mois le malade ne pouvait ouvrir la
bouche, et il ne se nourrissait que de bouillons et de légers
potages, qui passaient par une ouverture résultant de l'ab-
sence d'une petite molaire supérieure du côté gauche.
Il portait en outre, à trois pouces de l'angle de la mâchoire, une fistule par où s'écoulait une grande quan-
tité de sanie purulente, fistule dont les contours bour-
soufflés étaient garnis de gros bourgeons charnus de mau-
vaise nature ; plus bas, sur le cou , il en existait une
autre. Un stylet , introduit dans la première , pénétrait

obliquement d'avant en arrière à plus de trois pouces de profondeur, et se trouvait arrêté par un os qui était à nu, et que j'ai supposé être la racine de la dent de sagesse.

La santé de Joseph Boulangé, depuis l'invasion de cette maladie, s'était manifestement altérée; il avait beaucoup maigri; la peau était terreuse; il se plaignait souvent de coliques atroces, presque toujours suivies de déjections liquides et abondantes; depuis quelque temps surtout, les digestions étaient pénibles, ce que j'attribue au mélange des alimens avec le pus fétide dont la cavité buccale était continuellement remplie.

Tous les moyens avaient été mis en usage pour favoriser l'ouverture de la bouche et permettre l'extraction de la dent qui causait depuis si long-temps le désespoir du malade. Je le dis à regret, je crois qu'il n'existe aucun traitement médical, aucun topique capable de résoudre ce genre d'engorgement, quand il est ancien et qu'il provient de causes semblables à celles qui nous occupent : ainsi, émissions sanguines au moyen d'un nombre considérable de sangsues, cataplasmes émolliens ou résolutifs, frictions avec les pommades mercurielles ou hydriodatées, vésicatoires, compressions, etc., avaient-ils été inutilement mis en usage. Je n'essayais donc point de recourir aux mêmes moyens, et l'idée me vint d'employer une force mécanique pour vaincre graduellement la résistance des muscles de la face, force mécanique bien simple, puisqu'elle consiste, le premier jour, en un petit morceau de bois, taillé en bec de flûte, que le malade enfonce de plus en plus lui-même entre les arcades dentaires au fur et à mesure que la tension de la joue cède.

Aussitôt que l'ouverture de la bouche est de six à sept

lignes, ce qui arrive dans les vingt-quatre heures, quand le malade ne met pas de négligence dans l'emploi du moyen indiqué, qui doit être continué, même pendant la nuit, à l'aide d'une espèce de bâillon, je fais alors remplacer le coin en bois par des tranches de bouchon, dont on augmente graduellement l'épaisseur à mesure que l'écartement s'opère. Il est essentiel, si c'est pendant l'hiver, que le malade se tienne chaudement. Il faut avoir été témoin de l'influence qu'a une température abaissée sur ces espèces d'affections pour s'en faire une idée ; un jour froid et humide, joint à un peu de négligence de la part du malade, suffisent pour perdre tout l'écartement obtenu, serait-il déjà d'un pouce, et plus : le malade d'ailleurs devient pendant les temps froids plus souffrant, et ne trouve de soulagement qu'en ayant la bouche fermée, ce qu'il ne manque pas d'exécuter si rien ne s'y oppose.

En ayant soin de suivre ce qui a été indiqué, on obtient au bout de trois, quatre, cinq jours au plus, un écartement suffisant des mâchoires pour explorer l'intérieur de la bouche et pouvoir y opérer. Ce mode de traitement, employé chez l'individu qui fait le sujet de cette observation, m'a toujours complètement réussi, et depuis le mois d'octobre 1825, que je l'ai mis en usage pour la première fois, (1) jamais il n'a manqué d'avoir le succès que j'en

---

(1) Ce moyen, si simple par lui-même, peut, dans quelque autre circonstance, devenir d'une application fort importante. Une femme, demeurant rue Beaurepaire, n° 9, âgée de cinquante ans environ, qu'a eu l'occasion de voir le docteur Hutin, ne pouvait, depuis plus de onze mois, desserrer les mâchoires. Soumise par moi au mode de traitement en question, elle put, au bout de trois ou quatre jours au plus, ouvrir suffisamment la bouche pour y laisser voir un

attendais : dernièrement encore j'en ai fait l'heureuse application sur un cocher , nommé Guibal , que m'avaient adressé MM. les docteurs Thierri et Levacher. Depuis plus de six à sept mois il ne pouvait ouvrir la bouche, et sa maladie était presque aussi grave que celle du sujet précédent. C'est ainsi qu'il me fut possible d'extraire la dent de sagesse de Joseph Boulangé , laquelle était vacillante et baignée , comme sa voisine , dans un pus abondant , circonstances qui facilitèrent leur évulsion.

Quatre ou cinq jours après cette dernière opération , il se présenta un séquestre , que je reconnus appartenir à la base de l'apophyse coronoïde et sur lequel était moulée une petite portion de la partie supérieure de la dent , ce qui indique assez qu'elle s'était trouvée arrêtée par cet os dans son évolution. C'était le cas, comme on le voit , pour favoriser sa sortie en avant , de faire de bonne heure le sacrifice de la deuxième molaire. Huit jours après , il se présenta une nouvelle portion nécrosée de l'arcade dentaire , que j'enlevai assez facilement après de légères tractions. Depuis cette époque le gonflement a disparu peu à peu , et au bout de vingt jours il n'existait plus sur la joue, réduite à son volume ordinaire , que les cicatrices dont j'ai parlé plus haut.

Si cependant la tuméfaction persistait long-temps , ce

énorme cancer de la joue ; qui avait été ignoré faute d'une exploration devenue impossible. Cette femme , affaiblie par la douleur et la difficulté insurmontable de se sustenter , avalant continuellement la salive gluante et infecte qui se mêlait à la matière encéphaloïde dont la cavité buccale était toujours remplie , succomba une quinzaine de jours après que je l'eusse vue.

La maladie , reconnue plus tôt , aurait-elle fait les mêmes progrès ?

qui arrive quelquefois lorsque la maladie est ancienne, il faudrait, après s'être assuré qu'elle n'est entretenue ni par la carie d'une dent ni par celle de l'os lui-même, recourir à l'emploi de la compression, méthodiquement exercée au moyen d'un bandage : très-peu de jours suffisent alors pour la dissiper totalement.

Lorsque la maladie dont je viens de tracer les suites fâcheuses est abandonnée aux seuls soins de la nature, elle finit quelquefois par guérir d'elle-même; mais, comme on doit bien le penser, après un temps toujours fort long, et en laissant malheureusement de profondes cicatrices; voici comment la chose se passe : on voit sortir par les fistules qui se forment près de l'os de la mâchoire des portions nécrosées de l'alvéole qui environne la dent; celle-ci, n'étant plus maintenue et devenant libre dans la bouche, se trouve naturellement chassée au dehors, et dès-lors tous les accidens cessent; c'est ce que j'ai eu l'occasion d'observer sur un paysan des environs de Lisieux. L'épouse d'un de nos plus illustres maréchaux de France a éprouvé les mêmes accidens à la pousse d'une dent de sagesse, et la maladie a duré près de quatre ans. J'ai vu également un jeune homme de vingt-cinq ans, d'une très-bonne constitution, affecté depuis long-temps d'une énorme fluxion, chez lequel il existait, près de l'angle de la mâchoire, une fistule qui laissait passer de temps en temps des petits fragmens de l'alvéole. La maladie avait été jugée de nature scrophuleuse et traitée pour telle; l'examen attentif des parties fit reconnaître qu'elle dépendait de la position vicieuse que la dent de sagesse d'en bas avait été obligée de prendre, faute d'espace suffisant pour se loger convenablement; dès qu'il fut possible d'en faire l'extraction, le malade fut guéri.

Ve Observation.

Dent de sagesse poussant sous un bourrelet de la gencive , dont elle reste en partie recouverte.

Le nommé Orage , ancien garçon de bains , était sujet à de légères fluxions de courte durée depuis un an , que sa dent de sagesse d'en bas du côté gauche avait commencé à paraître. Depuis deux ou trois mois seulement ces fluxions revenaient plus fréquemment et étaient de plus en plus douloureuses ; aucune de celles qu'il avait eues n'avait jus-qu'alors été aussi forte que la dernière. Quand je le vis , sa joue , sans présenter un volume très-considérable , était extrêmement sensible à la moindre pression ; la déglutition surtout était presque impossible. Quelques jours de repos et un traitement antiphlogistique suffirent pour faire disparaître en grande partie ces accidens, et me mirent à même d'examiner l'intérieur de la bouche : l'amygdale du côté correspondant à la fluxion était tuméfiée , et le voile du palais était très-rouge. Derrière la deuxième grosse molaire on apercevait la couronne d'une dent de sagesse , recouverte , dans ses deux tiers postérieurs , par un gros bourrelet charnu, violacé , douloureux, légèrement ulcéré, formé par la gencive. On conçoit aisément que cette partie , se trouvant , par sa position , continuellement comprimée par les mouvemens de la mâchoire , devait être sans cesse entretenue dans un état d'irritation, et , suivant la disposition du sujet , il survenait une inflammation qui s'étendait quelquefois assez profondément pour donner lieu aux fluxions répétées dont il était si souvent atteint.

Le cas que je viens de rapporter se rencontre souvent

dans la pratique ; mais les accidens ne se bornent pas toujours à de simples fluxions , à une gêne , ou à quelques douleurs plus ou moins vives pendant l'acte de la mastication. Il en résulte quelquefois à la longue un gonflement des amygdales , qu'on est alors obligé d'exciser ; des angines , qui résistent à tous les traitemens. C'est ce dont on pourra juger par le fait suivant.

VIe Observation.

Amygdalite chronique entretenue par la difficulté de la sortie d'une dent de sagesse.

M. le docteur Fiard fut pris , pendant ses études médicales , de maux de gorge qui durèrent près de dix-huit mois. Voici comment il s'exprime dans l'observation qu'il a lui-même tracée de sa maladie :

« Dans l'été de 1821 , dit ce médecin, je fus atteint d'une légère douleur dans la gorge. En novembre , même année , l'amygdale droite devint le noyau d'une inflammation violente : vingt-cinq sangsues au cou, des sinapismes , etc. , la firent cesser. La gorge continua d'être douloureuse comme avant , elle le devint insensiblement davantage : la déglutition était fort difficile. Tous les moyens imaginables furent vainement mis en usage jusqu'au commencement de 1823. Les médecins et les chirurgiens les plus distingués de notre École ne purent pas plus que moi en reconnaître la cause et m'apporter le moindre soulagement. Cinquante sangsues appliquées en deux fois , des cataplasmes répétés , des pédiluves sinapisés , des boissons et des gargarismes opiacés ne calmèrent en rien mon état. Je refusai un traitement antisyphilitique auquel un illustre chirurgien voulait me soumettre, aucun antécédent ne pouvant me faire craindre une cause de cette nature.

» Je ne cessais d'examiner le fond de ma bouche, d'explorer tous les jours le lieu où siégeait cette douleur, mes amis et moi n'y trouvions qu'un gonflement de l'amygdale droite. Toutes mes dents étaient parfaitement saines, jamais elles ne m'avaient fait souffrir ; les gencives paraissaient dans une intégrité parfaite : en somme, on me conseilla de me faire exciser l'amygdale, et j'y étais presque décidé, lorsqu'en explorant avec attention l'arrière-bouche, je remarquai que la dent inférieure gauche, *dite de sagesse*, manquait ; en pressant contre l'apophyse coronoïde, j'éprouvai une douleur sourde. J'avais peine à concevoir qu'elle pût être en rapport avec l'amygdale droite, et en général avec tout le côté droit de la gorge ; cependant, sans avoir d'idée fixe, je soulevai avec un stylet la partie des chairs qui recouvraient (sans présenter aucune altération de couleur) la partie postérieure de la deuxième molaire. J'y sentis un corps dur, et surmontant la douleur que je me faisais éprouver moi-même par l'introduction de cette petite sonde, je devins certain qu'une large et très-grosse dent, parfaitement sortie de son alvéole, gisait très-profondément dans les chairs. On ne peut plus satisfait de ma découverte, je ne doutai plus que cette affection de la gorge qui me tourmentait depuis dix-huit mois ne fût de la nature de celles que la nouvelle École italienne appelle *maladies irrita-tives.* Je saisis un bistouri, et incisai largement la gencive d'arrière en avant : le soulagement et la disparition des douleurs furent subits ; mais les deux lambeaux s'enflammèrent et même végétèrent ; l'excision des chairs devint cependant indispensable : elle présenta d'assez grandes difficultés ; il fallut cautériser plusieurs fois avec la pierre infernale. Enfin, la dent, mise à découvert, me montra l'inutilité des moyens précédemment conseillés ou employés, et la cause unique de mes longues souffrances. »

Lorsque la dernière molaire se trouve dans une position semblable à celle dont il vient d'être fait mention dans les deux cas rapportés ci-dessus, c'est-à-dire, arrêtée en partie par un bourrelet de la gencive, plusieurs moyens peuvent être mis en usage, savoir : l'incision simple de la gencive, son ablation avec le bistouri, sa cautérisation avec le fer rougi à blanc, qu'on doit préférer aux caustiques ordinaires ; l'évulsion de la dent elle-même, si cette opération est praticable, ou bien de la correspondante supérieure, si l'on s'aperçoit qu'il y ait plus d'avantage ; enfin l'évulsion de la dent voisine. Mais on conçoit qu'il vaut infiniment mieux conserver la dent, surtout si elle est bonne ; et je crois qu'il y a toujours possibilité : il suffit seulement de bien opérer. Pour que l'incision réussisse, il faut qu'elle soit profonde, et qu'on ait soin d'introduire entre les lèvres de la division un petit bourdonnet de charpie, qu'on enfonce en partie derrière la couronne de la dent. Ce pansement est parfois assez douloureux, surtout le premier jour ; mais si on le néglige, il arrive souvent que l'opération devient inutile. L'on s'imagine alors qu'il est indispensable de faire le sacrifice de la dent, chose que l'on pratique trop fréquemment sans nécessité, je pense.

L'extraction des dents de sagesse est d'ailleurs fort incertaine. Il faut prendre toutes les précautions nécessaires

pour ne pas les casser, ce qui aggraverait la maladie (1).
Aussi convient-il, pour ce motif, de se faire d'avance l'idée
de la direction de leurs racines. Il ne sera donc pas hors
de propos de m'arrêter un instant sur cet objet. Voici ce
que j'ai cru remarquer (je parle toujours de la dent de sagesse inférieure) : si la couronne en est large, bien déve-

---

(1) L'évulsion d'une dent, en général, est une opération simple et
facile que tout le monde peut pratiquer ; mais elle n'est point toujours
exempte d'accidens très-graves, tels que les hémorrhagies, qui peuvent
devenir mortelles, particulièrement chez les scorbutiques ; les fractures
d'une portion de l'arcade dentaire (Hunter, Fauchar et Berdmore en
rapportent plusieurs exemples); l'enfoncement du sinus maxillaire, et
la luxation de la mâchoire, si on appuie trop fortement sur elle pendant qu'elle est déjà très-abaissée. Quelques personnes restent évanouies
pendant plus ou moins de temps ; d'autres éprouvent un dérangement
complet dans l'économie, comme un tremblement universel, des
convulsions, des accès d'épilepsie, de la fièvre, des ophthalmies ou un
larmoiement, des vomissemens, la diarrhée. Tous ces désordres sont
heureusement rares ; mais on a été plus d'une fois à même de les
observer. Aussi doit-on éviter, le plus possible, dans le temps de la
gestation et des menstrues, de faire l'extraction d'une dent, surtout
chez les femmes pusillanimes ou nerveuses.

La surdité peut en être également la suite ; dans ma thèse inaugurale
au doctorat (1823), j'en rapporte une observation ; elle me paraît
trop intéressante pour ne pas la reproduire ici : j'ai vu dans l'été de
1819, un homme à la consultation publique de M. le professeur Roux,
à l'hôpital de la Charité, qui se plaignait de la surdité qui lui était
survenue à l'oreille gauche, à la suite de l'extraction de la deuxième
molaire d'en bas du même côté : trois mois après, il revint et nous
apprit qu'il avait perdu l'usage de l'autre oreille à la suite de l'évulsion de la dent correspondante. J'ai su de ce malade intéressant, que
j'ai eu le malheur de perdre de vue, que chaque opération avait été
suivie d'une forte fluxion.

Serait-ce les trompes d'Eustachi qui se seraient oblitérées par suite
de l'inflammation ? ou bien serait-ce le résultat d'une lésion du nerf

loppée, si la dent semble solidement enchâssée dans l'os et les gencives, qu'elle ait une légère inclinaison en avant, qu'elle se trouve placée très-en arrière, près des ptérygoïdiens internes, il est à présumer que ses racines sont recourbées dans la direction de la base de l'apophyse coronoïde.

On sent d'avance que pour enlever une telle dent, il faut absolument la culbuter d'avant en arrière, pour faire parcourir à la racine l'arc de cercle qu'elle décrit; sans cela elle se romprait pendant l'opération. Le seul instrument dont on puisse se servir en pareil cas est l'*élévatoir*, instrument que tous les dentistes possèdent, mais que les médecins connaissent à peine. On introduit la pointe, à plat, entre la dent de sagesse qu'on veut ôter et sa voisine, qui sert de point d'appui; ensuite, par un mouvement de bascule, en tirant à soi, et en inclinant en bas, on la soulève en la poussant en même temps en haut et en arrière.

Si au contraire la couronne de la dent qui nous occupe est petite, arrondie, mal conformée, qu'elle ne soit pas implantée trop en arrière, et qu'elle soit dégagée de gencive, elle n'a le plus ordinairement qu'une seule racine conique, ou, si elle en a plusieurs, elles sont peu divergentes, et il est facile alors de les enlever avec les autres instrumens en usage, sans risque de les découronner.

Les maladies de la bouche, examinées sous le rapport de la santé générale, forment une branche de la méde-

---

maxillaire, qui communique, comme on sait, avec les rameaux qui se répandent dans le tympan? Cette dernière hypothèse pourrait avoir d'autant plus de fondement, qu'on est souvent à même de remarquer qu'un mal de dent provenant d'une molaire d'en bas, occasionne une douleur assez vive dans l'oreille.

cine que l'on a peut-être jusqu'ici trop négligée. Elle présente cependant des cas assez intéressans pour mériter l'attention de l'homme le plus habile, et celui qui donnerait un bon livre sur cette partie intéressante de l'art de guérir, rendrait un vrai service à la science. Heureux si je puis un jour réunir en corps d'ouvrage tous les matériaux que je m'efforce de rassembler déjà depuis long-temps ! M. Delabarre, mon ami et mon maître, nous promet un travail analogue; je ne puis que faire des vœux pour en voir bientôt la publication.

EVERAT, Imprimeur, rue du Cadran, n° 16.